PREMIERS RÉSULTATS

DE

L'INSPECTION DENTAIRE DANS NOS ÉCOLES

PAR LE Dr J. PRUDHOMME

Chirurgien-Dentiste de la Faculté de Médecine de Paris
Lauréat de la Société de Chirurgie Dentaire

PREMIERS RÉSULTATS

DE

L'INSPECTION DENTAIRE DANS LES ÉCOLES

Par le Dr J. PRUDHOMME

Chirurgien-Dentiste de la Faculté de Médecine de Paris
Lauréat de la Société de Chirurgie Dentaire.

------------ ❋ ------------

Depuis un an, la circulaire ministérielle, relative à l'Inspection dentaire dans les écoles, est mise en application dans les collèges, lycées et autres établissements d'enseignement primaire et secondaire supérieurs. Cette excellente mesure, réclamée depuis longtemps par les associations professionnelles, a-t-elle incité les parents à veiller avec plus d'attention sur l'hygiène de la bouche de leurs enfants, et les a-t-elle poussé à faire donner à leurs dents les soins qu'elles peuvent nécessiter? Ou bien étant donné la faculté pleine et entière qui leur est laissée à ce sujet, est-elle restée pour eux à l'état de lettre morte? Telle est la question qu'il nous a paru intéressant d'examiner, bien que notre expérience ne remonte encore qu'à une année, afin de rechercher les modifications qui seraient susceptibles de rendre plus efficace l'application de cette décision ministérielle.

Et d'abord quel accueil a-t-on fait à cette prescription, dont l'utilité est hors de tout conteste?

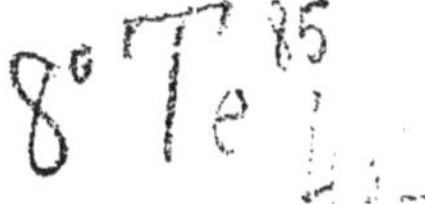

Du côté des membres du personnel enseignant, elle a été ecceptée avec la plus grande bienveillance, et les Directeurs d'établissements se sont mis avec la plus entière bonne grâce à la disposition des Chirurgiens-Dentistes inspecteurs et traitants, pour leur faciliter l'exécution de leur besogne. Ils y ont vu là une excellente mesure prophylactique de la carie dentaire, et quelques-uns ont même été les premiers à prêcher d'exemple.

Du côté des élèves, sans aller jusqu'à dire, qu'ils se sont soumis à ces petites visites obligatoires, avec un plaisir évident, nous pouvons dire cependant que nous ne nous sommes jamais heurté chez eux à un entêtement, à une obstination insurmontables. Pour un certain nombre d'entre eux, cet examen était, du reste, chose absolument inconnue, aussi la plupart se sont présentés sans la moindre appréhension, quelquefois même avec une certaine curiosité. Chez les plus timorés, il a suffi le plus souvent de quelques paroles des maîtres ou maîtresses, leur indiquant le but de cette visite, pour faire disparaître aussitôt leur crainte. Du côté du personnel enseignant, comme du côté des élèves, l'application de la circulaire ministérielle n'a donc souffert aucune difficulté.

Si nous examinons maintenant les résultats que nous ont fournis ces inspections, nous constatons que la bouche de la plupart des enfants est vraiment dans un état lamentable. Au Congrès d'hygiène scolaire qui s'est tenu à Londres en 1907, des communications retentissantes avaient appelé l'attention des Pouvoirs Publics sur la fréquence de la carie dentaire, chez les enfants des écoles. Et les statistiques publiées à cette époque indiquaient en effet que sur cent enfants, 5 % à peine avaient une dentition absolument saine. Les quatre-vingt-quinze autres présentaient en moyenne trois dents cariées, beaucoup en avaient quatre et même cinq, dans un état plus ou moins grave.

Que l'on n'aille pas croire surtout que ces chiffres avaient été imaginés, pour frapper davantage l'attention des parents :

ils avaient été relevés avec le plus grand scrupule, et nous sommes certain que la plupart de nos confrères ont été comme nous frappés de cette fréquence de dents cariées surtout chez les enfants de 14 à 15 ans, et ont relevé à peu près les mêmes proportions. Aussi semblerait-il de prime abord qu'il suffirait de signaler cette éloquence des chiffres aux parents pour les convaincre de la nécessité qu'il y aurait pour eux de veiller au bon état de la bouche de leurs enfants ? Nous verrons, plus loin, comment ils ont tenu compte des indications qui leur étaient données à ce sujet.

L'établissement des fiches dentaires fournies par les soins de l'administration et leur communication aux parents se sont faits d'une façon régulière, suivant les prescriptions données. A notre avis, ce simple envoi de fiches aux parents est absolument insuffisant, car leurs connaissances sur l'hygiène dentaire sont la plupart du temps absolument nulles, et l'on est souvent étonné de constater que, même dans certaines familles occupant une situation sociale élevée, on ignore le premier mot des soins à donner à la bouche et aux dents. Nous examinerons à ce propos, dans quelques instants, ce qu'il y aurait à faire pour leur apprendre non pas seulement quelques vagues notions, mais encore quelques préceptes très nets, leur indiquant ce qu'il est indispensable pour eux de savoir.

Si nous faisons maintenant le relevé des enfants qui ont été soignés à la suite de ces inspections, suivant la demande de leurs parents — et la chose est aisée à faire, en comparant les fiches de cette année avec celles de l'année dernière — nous constatons que la proportion est extrêmement faible et qu'en général elle ne dépasse pas 10 %. Et encore faudrait-il défalquer de ce nombre les élèves qui sont venus nous voir, parce qu'ils étaient pris d'une rage de dents soudaine et chez qui le traitement s'est borné à l'extraction immédiate d'un ou plusieurs de ces organes.

Ces résultats, sans être absolument décourageants, ne sont pas pour cela des plus brillants. C'est que, « *s'il est impossible*, comme l'écrivait jadis notre confrère L. Paulme, *d'en-*

rayer la marche du progrès, il est presque aussi difficile par contre de le faire avancer contre la routine (1) ». C'est précisément contre cette routine, cette insouciance, cette apathie, communes aussi bien aux parents qu'aux enfants, qu'il faut lutter, nous allons voir à l'aide de quels moyens, pour arriver à un résultat meilleur.

A notre avis, ces moyens sont assez simples et peuvent se résumer à deux :

1° *Conférence d'Hygiène Dentaire*, faites au personnel du corps enseignant, et répétées ensuite par lui aux élèves.

2° *Brochures distribuées aux élèves*, et adressées aux parents en même temps que la fiche dentaire, relative aux soins à donner à la Bouche et aux Dents.

1° *Conférence d'Hgiène Dentaire, faites au Personnel du Corps Enseignant.*

« *Si l'on mesurait son importance à l'étendue de ses ser-*
« *vices, écrivait jadis* le Dr Morra (2), *l'hygiène serait la pre-*
« *mière des sciences et tout lui serait subordonné, car elle*
« *embrasse l'étude de tout ce qui peut contribuer au perfec-*
« *tionnement moral et physique de l'humanité.* »
Aussi l'hygiène dentaire, qui n'est qu'un des chapitres de l'hygiène générale, doit-elle être également l'objet de la constante sollicitude de tous ceux qui ont pour mission de veiller sur l'enfance. Et cette nécessité de l'hygiène dentaire paraîtra plus évidente encore quand on saura qu'en la pratiquant on prend le moyen essentiel pour enrayer et combattre les maladies infectieuses, et en particulier la tuberculose. Comme le disait dernièrement le professeur Debove (3) : « *Nous savons*
« *aujourd'hui que tout tuberculeux a été contagionné direc-*
« *tement ou indirectement par un autre individu, et que, si on*

(1) *Bulletin du Syndicat*, septembre 1906.
(2) *Congrès Dentaire International*, Paris, 1900.
(3) *Communication faite à l'Ecole des Hautes Etudes sociales sur le Rôle de la Médecine* (23 novembre 1909).

« *observe des précautions hygiéniques suffisantes, ceux qui*
« *vivent au contact du malade ont grande chance de ne pas*
« *être contaminés, et d'échapper à la phtisie, ce terrible fléau,*
« *qui tue en moyenne 150.000 Français par an.* » Or, chacun
est aujourd'hui d'accord, et la thèse de notre confrère et ami,
le Dr Piettre (1), est très significative à ce sujet, pour voir dans
la cavité buccale la porte d'entrée principale de cette affection.

Aussi bien, le rôle actuel du Chirurgien-Dentiste, n'est-il
plus d'être le vulgaire « arracheur de dents » d'autrefois, il
doit être aujourd'hui un hygiéniste, un instructeur et un con-
seiller des parents et des enfants. Il doit fournir aux écoles
des moyens d'enseignement, servant à éclairer la jeunesse,
sur l'hygiène dentaire, et chacun sait que l'instruction des
enfants à l'école conduit tout naturellement à l'éducation du
peuple, à l'entretien de la santé publique, comme il n'est pas
possible de le faire par aucun autre moyen aussi simple.

Pourquoi, dès lors, ne pas demander aux dentistes inspecteurs ou, à leur défaut, aux dentistes traitants, de faire au
personnel du corps enseignant des conférences sur l'hygiène
dentaire, son rôle et son utilité ?

Je ne veux pas mettre en doute la science de nos confrères sur cette question, et je suis sûr que chacun se fera un
devoir de prélever quelques heures sur ses occupations professionnelles, pour faire ces conférences qu'on lui deman-
dera dans un but d'utilité publique. Je ne veux pas croire
davantage que les directeurs d'établissements y mettront
obstacle, sous prétexte que l'assistance à ces conférences
fera perdre un temps précieux aux maîtres et aux maîtresses,
qui ont déjà tant à faire, nous ne l'ignorons pas, puisqu'une
causerie d'une heure suffira pour leur donner tous les
renseignements nécessaires sur cette question. D'autant
que si on a soin, au préalable, de leur faire envisager l'importance primordiale de la question, toute d'actualité, de
l'hygiène de l'enfant à l'école, dont l'hygiène dentaire forme

____

(1) *Des voix d'introduction de la Tuberculose*, Paris, 1905.

un des chapitres, comme nous l'avons dit plus haut, ils ne tarderont pas à devenir pour nous de précieux auxiliaires.

Ces conférences, on le voit, ne présentent donc aucune difficulté : quant à leur utilité, elle ressort suffisamment de ce que nous avons dit plus haut, pour qu'il soit inutile d'y insister. Une fois les maîtres et les maîtresses documentés sur cette question, il suffirait aux directeurs d'établissements de leur prescrire de répéter aux élèves en une petite causerie, en s'aidant à la rigueur d'un opuscule ayant trait à ce sujet, les notions qu'ils auront apprises du conférencier. Ce serait là le premier moyen d'attirer l'attention des enfants sans leur faire perdre beaucoup de temps et, quand bien même ils ne prêteraient qu'une oreille distraite, ils retiendraient toujours bien quelque chose.

2° *Brochures distribuées aux Elèves et adressées aux parents.* Ce moyen déjà préconisé par le professeur Limberg de Saint-Pétersbourg, au *Congrès Dentaire International de 1900*, serait à notre avis peut-être plus efficace encore que le premier pour frapper l'attention des parents et des enfants. Ces petits opuscules porteraient non seulement sur l'hygiène dentaire, mais encore sur l'évolution des dents, et principalement sur les préceptes à observer pour permettre la conservation de ces organes, et les soins journaliers à leur donner. Ils seraient distribués gratuitement aux élèves et leur serviraient de complément à la conférence qu'ils auraient entendue sur ce sujet. Puis, quand l'inspection dentaire serait terminée, on en joindrait un exemplaire à la fiche dentaire qui est communiquée aux parents. Nul doute que ceux-ci, à leur tour, n'en prendraient connaissance, et acquierraient de cette façon des notions qu'ils ignoraient complètement. Nous sommes persuadé qu'en frappant ainsi leur attention, le premier résultat sera de les inciter, dans la mesure de leurs moyens, à faire donner aux dents de leurs enfants les soins qu'elles peuvent nécessiter.

C'est avec intention que nous avons dit ces mots « dans la mesure de leurs moyens ». Nous prévoyons, en effet, l'objection qu'on ne manquera pas de nous faire, qu'en raison du moyen de recrutement d'un certain nombre d'élèves des collèges et lycées qui obtiennent des bourses ou demi-bourses, la situation sociale des parents ne leur permettra pas toujours, quand bien même ils le voudraient, de faire soigner les dents de leurs enfants. Il y a là, certainement, une question importante à envisager, et nous ne doutons pas de la difficulté qu'elle présente à résoudre.

Ne pourrait-on pas dans ce cas, sans grever beaucoup le budget de l'assistance médicale des communes préveler une certaine somme pour faire suivre aux élèves, dont l'urgence des soins dentaires serait signalée par le dentiste inspecteur, le traitement nécessaire, indiqué par le mauvais état de leur bouche ? Et de même qu'il est délivré aux indigents des bons gratuits pour se présenter chez le médecin ou le pharmacien, ne pourrait-on pas donner aux élèves, appartenant à des familles peu aisées des bons gratuits avec lesquels ils se présenteraient chez un chirurgien-dentiste traitant. Il suffirait à l'assistance médicale d'établir un tarif dentaire après avoir consulté à ce sujet les syndicats professionnels, tout comme il existe un tarif médical ou pharmaceutique, et qui serait accepté par le chirurgien-dentiste traitant. Il n'y a pas là, à notre avis, de difculté insurmontable, et ce serait faire œuvre, éminemment sociale d'autant que la rémunération attribuée serait souvent modique, et qu'en soignant la bouche des enfants on leur éviterait, la plupart du temps, de nombreuses indispositions qui se traduiraient de leur côté par des frais médicaux ou pharmaceutiques dont la valeur serait, à n'en pas douter, plus élevée que celle des soins dentaires donnés. Dans la grande majorité des cas, comme l'écrivait dernièrement notre confrère Guillermin de Genève : « *à bonnes dents, bon estomac et peu de maladies* ». Et encore, ne tenons-nous pas compte dans notre appréciation des souffrances qui seraient évitées d'une part, et de l'autre de l'amélioration apportée à la santé, à la condition générale, au développement intellectuel et physique de l'enfant, grâce aux soins donnés à temps.

Toutes ces considérations plaident, on le voit, d'une manière suffisante en faveur des mesures à prendre pour divulguer dans l'esprit du public les notions d'hygiène dentaire, et par là même à rendre plus efficace la circulaire ministérielle. Mais ce n'est là qu'un projet, et nous serions heureux que non-seulement nos confrères mais encore tous ceux qui ont la charge de veiller à l'éducation des enfants nous viennent en aide, et nous indiquent, à leur tour, les moyens qui leur paraîtraient les plus propices pour coopérer à cette œuvre d'éducation sociale.

Vannes. — Imp. LAFOLYE Frères.